55 Saftrezepte gegen den Krebs und für den Kampf dagegen:

Stärke dein Immunsystem, verbessere deine Verdauung und lebe noch heute gesünder

von

Joseph Correa

Zertifizierter Sport-Ernährungsberater

COPYRIGHT

Diese Veröffentlichung dient dazu fehlerfreie und zuverlässige Informationen zu dem auf dem Cover abgedruckten Thema zu liefern. Es wird mit der Einstellung verkauft, dass weder der Autor noch der Herausgeber befähigt sind, medizinische Ratschläge zu erteilen. Wenn medizinischer Rat oder Beistand notwendig sind, konsultieren Sie einen Arzt. Dieses Buch ist als Ratgeber konzipiert und sollte in keinster Weise zum Nachteil Ihrer Gesundheit gereichen. Konsultieren Sie einen Arzt, bevor Sie mit diesem Ernährungsplan beginnen, um zu gewährleisten, dass er das Richtige für Sie ist.

DANKSAGUNG

Die Fertigstellung und den Erfolg dieses Buches wäre nicht möglich gewesen ohne die Motivation und die Unterstützung meiner gesamten Familie.

55 Saftrezepte gegen den Krebs und für den Kampf dagegen:

Stärke dein Immunsystem, verbessere deine Verdauung und lebe noch heute gesünder

von

Joseph Correa

Zertifizierter Sport-Ernährungsberater

INHALT

ÜBER DEN AUTOR

Als zertifizierter Sport-Ernährungsberater, glaube ich wirklich an den positiven Effekt, den die richtige Ernährung über den Körper und die Seele haben kann. Mein Wissen und meine Erfahrung haben mir geholfen, über die Jahre hinweg gesünder zu leben. Dieses Wissen habe ich zudem mit meiner Familie und Freunden geteilt. Je mehr du über gesunden Essen und Trinken weißt, desto schneller wirst du dein Leben und deine Ess-Gewohnheiten ändern wollen.

Ernährung ist der Schlüssel im Prozess gesünder und länger zu leben. Starte also schon heute damit.

EINLEITUNG

55 Saftrezepte gegen den Krebs und dem Kampf dagegen werden dir aufgrund der Vielfalt an kraftvollen Zutaten und Mischungen in diesen Säften helfen, ein stärkeres Immun-system aufzubauen. Krebs-Vorsorge ist ein ernsthaftes Thema, das mithilfe von kardiovaskulären Übungen, ausreichend Erholung und richtiger Ernährung angegangen werden sollte. Die Säfte sollten keinesfalls eine normale Mahlzeit ersetzen, aber sie können deine täglichen Mahlzeiten ergänzen.

Sich keine Zeit dafür zu nehmen, den Körper richtig zu ernähren, kann negative Langzeiteffekte haben. Darum wird dieses Buch dir helfen, zukünftigen Problemen aus dem Weg zu gehen und dich lehren, wie du deinen Körper richtig ernährst, um ein Immunsystem aufzubauen, das es mit dem Krebs aufnehmen kann.

Dieses Buch wird dir helfen:

-dein Immunsystem zu stärken.

-deine Verdauung zu verbessern.

-deinen Blutstrom zu reinigen.

-mehr Energie zu haben.

-gesünder zu werden.

-Gifte aus deinem Körper zu entfernen.

Joseph Correa ist ein zertifizierter Sport-Ernährungsberater und ein professioneller Sportler.

55 SAFTREZEPTE GEGEN DEN KREBS UND FÜR DEN KAMPF DAGEGEN

1. Beta-Karotin Kraft

Vorteile:

Beta-Karotine sind ein wichtiger Bestandteil einer gesunden Ernährung. Es wurde gezeigt, dass sie die Fähigkeit haben, das Risiko an bestimmten Krebsarte zu erkranken, zu lindern. Es verlangsamt darüber hinaus die Teilung von Krebszellen. Sowohl Cantaloupe-Melonen als auch Karotten sind sehr reich an Beta-Karotinen. Die Orange fügt dem Getränk einen leckeren und würzigen Geschmack sowie eine hohe Dosis an Vitamin C hinzu.

Zutaten:

- 1/3 Cantaloupe-Melone, mit Rinde

- 3 Karotten

- 1 Orange, geschält

Zubereitung:

- **Wasche alle Zutaten sorgfältig.**
- **Mische sie zusammen und genieße dieses erfrischende Getränk direkt.**

Kalorien: 190

Vitamine: Vitamin A 15µg, Vitamin C 25mg, Calcium 10mg

Mineralien: Natrium 65mg, Kalium 32 mg

Zucker 8g

2. Antioxidantischer Schub

Vorteile:

Reich an Nährstoffen und im Geschmack – dieser fruchtige Saft stärkt mit Sicherheit dein Immunsystem und hilft, freie Radikale zu entsorgen, die ansonsten Zellen beschädigen und zu Krebs führen. Dieses Saftrezept kannst du zu jeder Tageszeit genießen.

Zutaten:

- 4 Aprikosen, entkernt

- 6 große Erdbeeren

- 1 Orange

Zubereitung:

- **Wasche alle Zutaten sorgfältig.**

- **Mische sie zusammen und genieße dieses erfrischende Getränk direkt.**

Kalorien: 90

Vitamine: Vitamin A 4µg, Vitamin C 8mg, Calcium 10mg

Mineralien: Natrium 32 mg, Kalium 29 mg

Zucker 4 g

3. Kraftvoller Heiler

Vorteile:

Verschiedene Studien haben bereits gezeigt, dass Knoblauch genau wie Zwiebel und Schnittlauch das Risiko im Magen oder Darm Krebs zu entwickeln, vermindern. Die Erklärung liegt in der Schwefel-verbindungen, die in Knoblauch enthalten sind, begründet. Diese verringern das Wachstum von Krebszellen.

Broccoli ist sehr reich an Vitamin A, B und Calcium. Dies führt also zu einem gesunden und starken Körper.

Zutaten:

- 4 große Karotten
- 4 Broccoli-Rosen

- 1 Knoblauchzehe

Zubereitung:

- **Wasche alle Zutaten sorgfältig.**
- **Mische sie zusammen und genieße dieses erfrischende Getränk direkt.**

Kalorien: 163

Vitamine: Vitamin A 5µg, Vitamin C 9mg, Calcium 11mg

Mineralien: Natrium 15mg, Kalium 19 mg

Zucker 3 g

4. Die Milch deines Lebens

Vorteile:

Der hohe Kupfer- und Vitamin-C-Gehalt in Pfirsichen wirken als Anti-Oxidantien, die die Zellen vor Schaden durch freie Radikale bewahren. Man hat zudem herausgefunden, dass Limonoide, die in Orangen zu finden sind, helfen, Haut-, Lungen-, Brust-, Magen- und Darmkrebs sowie Krebs in der Mundhöhle zu bekämpfen.

Zutaten:

- Äpfel – 2, 360g

- Sellerie- 3 Stangen, 190g

- Orange (geschält) - 125g

- Pfirsiche - 2 mittlere 350g

- Süßkartoffel - 127g

Zubereitung:

- **Wasche alle Zutaten sorgfältig.**
- **Mische sie zusammen und genieße dieses erfrischende Getränk direkt.**

Kalorien: 330

Vitamine: Vitamin A 690µg, Vitamin C 75mg, Calcium 150mg

Mineralien: Natrium 152mg, Kalium 130mg

Zucker 60g

5. Karotten-Mischung

Vorteile:

Studien haben gezeigt, dass Lycopin, ein Karotinoid, welches in Tomaten zu finden ist, spielt eine wichtige Rolle dabei, einige Krebsarten wie Lungen-, Prostata- und Darmkrebs vorzubeugen. Karotten vollbringen wahre Wunder, wenn es darum geht, dein Immun-system zu stimulieren. Sie erhöhen die Produktion weißer Blutzellen und entsorgen außerdem überschüssige Flüssigkeiten. Karotten reduzieren das Risiko eines Schlaganfalls um 68% und das Risiko von Lungenkrebs um 50%. Sie erhöhen die Immunität durch Beta-Karotine, die in großer Menge vorhanden sind.

Zutaten:

- Karotten - 144g

- Sellerie - 3 Stangen, 192g

- Gurke - 1/2 Gurke 150g

- Petersilie - 2 Handvoll 80g

- Tomaten - 3 mittlere 365g

Zubereitung:

- **Wasche alle Zutaten sorgfältig.**
- **Mische sie zusammen und genieße dieses erfrischende Getränk direkt.**

Kalorien: 90

Vitamine: Vitamin A 980µg, Vitamin C 150mg, Calcium 211mg

Mineralien: Natrium 235mg, Kalium 190mg

Zucker 16g

6. Süße Grapefruit

Vorteile:

Ingwer wurde untersucht und es hat sich herausge-stellt, dass er vermutlich das Wachstum von Krebszellen verlangsamt und sogar ganz unterdrückt. Die Anti-Oxidantien in Orangen helfen der Haut, sie vor Schaden durch Radikale zu bewahren und reduziere das Risiko von Herzerkrankungen.

Zutaten:

- Cranberrys - 3 Tassen, 290g

- Ingwer - 45g

- Grapefruit (geschält) 400g

- Orangen - 3 Früchte 350g

Zubereitung:

- **Wasche alle Zutaten sorgfältig.**
- **Mische sie zusammen und genieße dieses erfrischende Getränk direkt.**

Kalorien: 213

Vitamine: Vitamin A 124µg, Vitamin C 210mg, Calcium 140mg

Mineralien: Natrium 10mg, Kalium 130mg

Zucker 51g

7. Super Erdbeerzeit

Vorteile:

Erdbeeren senken die Zahl der Krebstoten aufgrund ihres hohen Gehalts an verschiedenen Anti-Oxidantien, die deinen Körper vor Schaden durch freie Radikale schützen und ihn entgiften. Es wurde gezeigt, dass das Extrakt aus der Apfelhaut das Risiko an Darm- und Leberkrebs zu erkranken, senkt.

Zutaten:

- Äpfel - 2 große 440g

- Zitrone - 1/2 Frucht 32g

- Erdbeeren - 3 Tassen, 430g

Zubereitung:

- **Wasche alle Zutaten sorgfältig.**

- **Mische sie zusammen und genieße dieses erfrischende Getränk direkt.**

Kalorien: 190

Vitamine: Vitamin A 9µg, Vitamin C 180mg, Calcium 71mg

Mineralien: Natrium 5mg, Kalium 790mg

Zucker 45g

8. Grüne-Meile-Mischung

Vorteile:

Vitamin C zu sich zu nehmen, hilft das Auftreten peptischer Geschwüre zu verringern und reduziert das Risiko von Magenkrebs. Die Karotine, die in Spinat zu finden sind, sind im Kampf gegen den Krebs und bei der Vorsorge hilfreich. Zudem sind sie wirkungsvolle Anti-Oxidantien und Anti-Tumor-Stoffe. Der hohe Gehalt an Eisen im Spinat macht ihn zu einem guten Blutbildner und versorgt den ganzen Körper mit frischem Sauerstoff.

Zutaten:

- Rosenkohl - 1 Kohl 17g

- Gurke -1, 300g

- Orangen - 2, 260g

- Ananas – ¼ 225g

- Spinat – 4 Handvoll 102g

Zubereitung:

- **Wasche alle Zutaten sorgfältig.**
- **Mische sie zusammen und genieße dieses erfrischende Getränk direkt.**

Kalorien: 180

Vitamine: Vitamin A 430µg, Vitamin C 209mg, Calcium 215mg

Mineralien: Natrium 74mg, Kalium 130mg, Sugars 34g

9. Kokosnuss-Pfirsiche-Orangen-Mix

Vorteile:

Orangen, die reich an Vitamin C sind, senken das Risiko von Herzerkrankungen und reduzieren zudem das Risiko von Magenkrebs. Kokosnuss spielt womöglich eine wichtige Rolle beim Kampf gegen alle Krebsarten.

Zutaten:

- Kokosnuss (nur Fruchtfleisch) - 1 mittlere 390g

- Orangen - 2 große 365g

- Pfirsiche - 2 mittlere 300g

Zubereitung:

- **Wasche alle Zutaten sorgfältig.**

- **Mische sie zusammen und genieße dieses erfrischende Getränk direkt.**

Kalorien: 950

Vitamine: Vitamin A 59µg, Vitamin C 156mg, Calcium 148mg

Mineralien: Natrium 53mg, Kalium 180mg

Zucker 53g

10. Ananas-Pfefferminz-Combo

Vorteile:

Der hohe Vitamin-C-Gehalt in Birnen machen sie zu einer guten Quelle für Anti-Oxidantien, die die Zelle vor Schäden durch freie Radikale schützen. Sie sind außerdem reich an Fruktose und Glukose, so dass sie natürliche Energielieferanten darstellen. Erdbeeren verbessern das Gedächtnis und die Fähigkeit des Gehirns, Informationen zu verarbeiten.

Zutaten:

- Birne - 1 mittlere 175g

- Pfefferminze – 0,75g

- Ananas - ½ 450g

- Erdbeere - 1Tasse, 140g

Zubereitung:

- **Wasche alle Zutaten sorgfältig.**
- **Mische sie zusammen und genieße dieses erfrischende Getränk direkt.**

Kalorien: 220

Vitamine: Vitamin A 11µg, Vitamin C 214mg, Calcium 67mg

Mineralien: Natrium 4mg, Kalium 612mg

Zucker 41g

11. ASI-Saft

Vorteile:

Limonoide sind Bestandteile von Orangen, die Haut-, Lungen-, Magen- und Brustkrebs bekämpfen. Es wurde bewiesen, dass Ingwer das Wachstum von Krebszellen unterdrückt. Lass uns nicht die Äpfel vergessen, die ebenfalls bei der Vorsorge gegen Krebs eine wichtige Rolle spielen.

Zutaten:

- Äpfel - 3 mittlere 540g

- Sellerie - 4 Stangen, große 255g

- Ingwer - 1/4 Daumen breit 6g

- Zitrone (mit Schale) - 1/2 Frucht 30g

- Orange (geschält) - 1 große 181g

Zubereitung:

- **Wasche alle Zutaten sorgfältig.**
- **Mische sie zusammen und genieße dieses erfrischende Getränk direkt.**

Kalorien: 211

Vitamine: Vitamin A 420µg, Vitamin C 120mg, Calcium 200mg

Mineralien: Natrium 201mg, Kalium 1520 mg, Zucker 54g

12. Grüner Freund

Vorteile:

Paprikas sind starke Anti-Oxidantien und hilfreich um gegen Pankreas- sowie Prostatakrebs vorzusorgen. Tomaten sind eine gute Quelle für Melatonin, das auf viele Arten gegen Brustkrebs schützt.

Zutaten:

- Äpfel (grün) - 2 mittlere 360g

- Karotten - 3 mittlere 180g

- Gurke - 1 Gurke 300g

- Trauben (grün) - 15 Trauben 90g

- Peperoni (süß, grün) - 1 mittlere 115g

- Tomate - 1 mittlere (5-7/12cm Durchmesser) 120g

Zubereitung:

- **Wasche alle Zutaten sorgfältig.**
- **Mische sie zusammen und genieße dieses erfrischende Getränk direkt.**

Kalorien: 220

Vitamine: Vitamin A 1290µg, Vitamin C 150mg, Calcium 150mg

Mineralien: Natrium 132mg, Kalium 1654mg

Zucker: 39

13. T Leben

Vorteile:

Riesige Mengen an Kalium lindern Stress-Symptome. Verschiedene Anti-Oxidantien wie Lycopine sind in Tomatensaft enthalten und helfen, die Schäden, die durch freie Radikale hervorgerufen werden, zu abzuwenden.

Zutaten:

- Basilikum (getrocknet) – 1 Spritzer, gemahlen 0,17g

- Blumenkohl - 1/2 Kopf, mittel 294g

- Gurke - 1 Gurke 301g

- Tomaten - 2 Tassen Kirschtomaten 298g

- Apfel- 1, 180g

Zubereitung:

- **Wasche alle Zutaten sorgfältig.**
- **Mische sie zusammen und genieße dieses erfrischende Getränk direkt.**

Kalorien: 100

Vitamine: Vitamin A 101µg, Vitamin C 130mg, Calcium 98mg

Mineralien: Natrium 74g, Kalium 140g

Zucker 11g

14. Broccoli-Kraft

Vorteile:

Vitamin C und verschiedene Aminosäuren machen Broccoli zu einem sehr guten Entgifter. Freie Radikale werden vom Körper eliminiert und das Blut wird gereinigt. Broccoli reduziert das Risiko von Brust- und Gebärmutterkrebs, das es zusätzliches Östrogen aus dem Körper entfernt. Er beinhaltet zudem Anti-Oxidantien und Ballaststoffe.

Zutaten:

- Apfel - 1 mittlerer 182g

- Heidelbeeren - 1 Tasse 148g

- Broccoli - 1 Stange 151g

- Karotten - 3 große 210g

Zubereitung:

- **Wasche alle Zutaten sorgfältig.**
- **Mische sie zusammen und genieße dieses erfrischende Getränk direkt.**

Kalorien: 202

Vitamine: Vitamin A 230µg, Vitamin C 110mg, Calcium 150mg

Mineralien: Natrium 220mg, Kalium 140mg

Zucker 40g

15. Die 3 Wege

Vorteile:

Einen Apfel pro Tag zu essen, reduziert das Risiko von Brustkrebs und senkt das Risiko von Darmkrebs. Da Orangen reich an Vitamin C sind, helfen sie die weißen Zellen, die Infektionen zu bekämpfen, zu stimulieren

Zutaten:

- Äpfel - 4 mittlere 720g

- Sellerie - 2 Stangen, große 125g

- Orangen (geschält) - 2 Früchte 261g

Zubereitung:

- **Wasche alle Zutaten sorgfältig.**
- **Mische sie zusammen und genieße dieses erfrischende Getränk direkt.**

Kalorien: 320

Vitamine: Vitamin A 51µg, Vitamin C 125mg,

Calcium 140mg

Mineralien: Natrium 71mg, Kalium 112mg

Zucker 76g

16. Beete-Mischung

Vorteile:

Karotten senken den Cholesterinspiegel und das Risiko einer Herzattacke. Rote Beete wird in manchen Ländern als Mittel gegen Leukämie gehandelt. Sie beinhalten eine Aminosäure, die Betain genannt wird und Anti-Tumor-Eigenschaften besitzt.

Zutaten:

- Apfel - 1 mittlerer 180g

- Rote Beete – 1 Knolle 175g

- Karotten - 10 mittlere 630g

- Zitrone - 1/2 Frucht 42g

- Kiwi (geschält) - 2 Früchte 260g

Zubereitung:

- **Wasche alle Zutaten sorgfältig.**

- **Mische sie zusammen und genieße dieses erfrischende Getränk direkt.**

Kalorien: 320

Vitamine: Vitamin A 3900µg, Vitamin C 160mg, Calcium 250mg

Mineralien: Natrium 430mg, Kalium 230mg

Zucker 60g

17. Apfel-Spinat-Combo

Vorteile:

Spinat kann die Teilung von Krebszellen verlangsamen, besonders von Brust-, Gebärmutterhals-, Prostata-, Magen und Hautkrebs. Birnen haben ein hohes Gehalt an Fruktose, der dir einen schnellen und natürlichen Energieschub verleiht.

Zutaten:

- Apfel - 1 mittlere 180g

- Karotten - 5 mittlere 304g

- Gurke - 1 Gurke 300g

- Birnen - 1 mittlere 175g

- Spinat - 2 Handvoll 50g

Zubereitung:

- **Wasche alle Zutaten sorgfältig.**
- **Mische sie zusammen und genieße dieses erfrischende Getränk direkt.**

Kalorien: 210

Vitamine: Vitamin A 1850µg, Vitamin C 58mg, Calcium 165mg

Mineralien: Natrium 150mg, Kalium 130mg

Zucker 39g

18. Exotischer Sulforaphan-Saft

Vorteile:

Sulforaphan von Kohl hat eine direktere Auswirkung auf die Krebs-Vorsorge, insbesondere bei Darmkrebs. Der Pflanzenstoff führt dazu, dass sich die Krebszellen selbst zerstören. Ingwer reduziert Entzündungen, daher kann es genutzt werden, um jede Krankheit zu behandeln.

Zutaten:

- Ingwer - 1/2 Daumen breit 12g

- Kohl - 4 Blätter 140g

- Mango - 1 Frucht 335g

- Ananas - 1 Tasse, Stücke 165g

Zubereitung:

- **Wasche alle Zutaten sorgfältig.**

- **Mische sie zusammen und genieße dieses erfrischende Getränk direkt.**

Kalorien: 219

Vitamine: Vitamin A 619µg, Vitamin C 250mg, Calcium 216mg

Mineralien: Natrium 35mg, Kalium 101mg

Zucker 48g

19. Rote-Mango-Frühstück

Vorteile:

Der Verzehr von Beta-Karotinen reduziert das Risiko an verschiedenen Krebsarten zu erkranken, insbesondere an Lungenkrebs. Erdbeeren sind in der Tat hilfreich um das Blut zu verdünnen und die Verklumpung des Blutes zu unterdrücken. Dadurch muss das Herz weniger leisten.

Zutaten:

- Äpfel - 2 mittlere 362g

- Rotkohl - 2 Blätter 46g

- Karotten - 3 mittlere 180g

- Mango (geschält) - 1 Frucht 336g

- Erdbeeren – 1,5 Tassen, ganze Früchte 216g

Zubereitung:

- **Wasche alle Zutaten sorgfältig.**

- **Mische sie zusammen und genieße dieses erfrischende Getränk direkt.**

Kalorien: 230

Vitamine: Vitamin A 1300µg, Vitamin C 141mg, Calcium 192mg

Mineralien: Natrium 242mg, Kalium 1328mg

Zucker 20g

20. Kiwi Kick

Vorteile:

Erdbeeren verbessern die Gedächtnisleistung und die Fähigkeit des Gehirns Informationen zu verarbeiten. Außerdem entgiften sie den Körper. Die Nährstoffe, die in Kiwis enthalten sind, haben zudem antioxidantische Eigenschaften.

Zutaten:

- Heidelbeeren - 2 Tassen 290g

- Kiwi- 2 Früchte 135g

- Pfefferminze - 50 Blätter 2,5g

- Erdbeeren - 16 mittlere 190g

Zubereitung:

- **Wasche alle Zutaten sorgfältig.**

- **Mische sie zusammen und genieße dieses erfrischende Getränk direkt.**

Kalorien: 175

Vitamine: Vitamin A 13μg, Vitamin C 170mg, Calcium 65mg

Mineralien: Natrium 5mg, Kalium 620mg

Zucker 3g

21. Brombeer-Regen

Vorteile:

Birnen beinhalten Anti-Oxidantien und Anti-Karzinogene, die Bluthochdruck verhindern. Der Verzehr von Vitamin C haltigem Essen verringert das Auftreten von peptischen Geschwüren und damit reduzieren sie die Wahrscheinlichkeit von Magenkrebs.

Zutaten:

- Heidelbeere - 1 Tasse 140g

- Kiwi - 1 Frucht 65g

- Birne - 1 mittlere 175g

- Ananas (geschält, entkernt) - 1/4 Frucht 220g

Zubereitung:

- **Wasche alle Zutaten sorgfältig.**

- **Mische sie zusammen und genieße dieses erfrischende Getränk direkt.**

Kalorien: 150

Vitamine: Vitamin A 19µg, Vitamin C 135mg, Calcium 71mg

Mineralien: Natrium 5mg, Kalium 610mg

Zucker 35g

22. Kohl-Kämpfer

Vorteile:

Kohlgemüse ist reich an unersetzlichen Phytonährstoffen mit einer möglichen Anti-Tumor-Wirkung, beispielsweise Diindolylmethan (DIM) und Sulforaphane. Diese haben gute Erfolge im Kampf gegen Prostata- und Brustkrebs erzielt

Zutaten:

- Apfel - 1 mittlerer 182g

- Grünkohl - 1 Tasse, Stücke 36g

- Kohl - 4 Blätter (20-30 cm) 140g

- Peperoni (süß, rot) - 1 mittlere 119g

Zubereitung:

- **Wasche alle Zutaten sorgfältig.**

- **Mische sie zusammen und genieße dieses erfrischende Getränk direkt.**

Kalorien: 110

Vitamine: Vitamin A 1400µg, Vitamin C 192mg, Calcium 180mg

Mineralien: Natrium 103mg, Kalium 124mg

Zucker 18g

23. Energie aus Goldener Zitrone

Vorteile:

Laut einer Untersuchung, die bei 20.000 Menschen durchgeführt wurde, haben diejenigen Personen, die die meisten Äpfel essen, ein 40 prozentiges geringeres Risiko Lungenkrebs zu entwickeln. Der hohe Gehalt an Vitamin K ist wichtig um Calcium in den Knochen anzureichern. Damit sind sie wichtig für die Gesundheit der Knochen.

Zutaten:

- Äpfel - 2 mittlere 360g

- Gurke - 1/2 Gurke 150g

- Zitrone - 1 Frucht 65g

- Spinat - 5 Tassen 150g

Zubereitung:

- **Wasche alle Zutaten sorgfältig.**
- **Mische sie zusammen und genieße dieses erfrischende Getränk direkt.**

Kalorien: 140

Vitamine: Vitamin A 490µg, Vitamin C 51mg, Calcium 140mg

Mineralien: Natrium 85mg, Kalium 980mg

Zucker 25g

24.   Gesundes P hoch drei

Vorteile:

Eine Studie hat gezeigt, dass der Extrakt aus der Apfelhaut die Entwicklung von Leberkrebs um 57 Prozent reduziert. Der Extrakt von Petersilie wurde in Tierversuchen verwendet um die antioxidantische Kapazität von Blut zu erhöhen.

Zutaten:

- Apfel - 1/2 mittlerer 90g

- Gurke - 1/2 Gurke 150,5g

- Ingwer - 1 Daumen breit 24g

- Papaya (entkernt) - 1/4 Frucht, 195,25g

- Petersilie - 1 Hand voll 40g

- Birne - 1/2 mittlere 89g

Zubereitung:

- **Wasche alle Zutaten sorgfältig.**
- **Mische sie zusammen und genieße dieses erfrischende Getränk direkt.**

Kalorien: 125

Vitamine: Vitamin A 251µg, Vitamin C 120mg, Calcium 122mg

Mineralien: Natrium 65mg, Kalium 700mg

Zucker 20g

25.   Lass uns dir helfen

Vorteile:

Salatsaft ist eine ausgezeichnete Quelle zur Hydratisierung der Zellen. Es ist so reich an Anti-Oxidantien, insbesondere an Beta-Karotinen, Vitamin C und Vitamin E. Diese Substanzen beugen frühzeitige Alterung vor.

Zutaten:

- Äpfel - 2 mittlere 360g

- Sellerie - 2 Stangen, große 125g

- Gurke - 1/2 Gurke 150g

- Salat - 2 Tassen 94g

Zubereitung:

- **Wasche alle Zutaten sorgfältig.**

- **Mische sie zusammen und genieße dieses erfrischende Getränk direkt.**

Kalorien: 154

Vitamine: Vitamin A 320µg, Vitamin C 61mg, Calcium 125mg

Mineralien: Natrium 76mg, Kalium 874mg

Zucker 34g

26.   Süße Mischung

Vorteile:

Das Pigment, das Roter Beete ihre intensive, lila-rote Farbe verleiht, ist ein mächtiger Tumor-Bekämpfer. Untersuchungen zeigen, dass der Saft der Roten Beete die Entstehung von Magen- und Darmkrebs verhindern kann.

Zutaten:

- Äpfel (Golden Delicious) – 2, 364g

- Rote Beete - 2 Knollen 164g

- Karotten - 1 große 72g

- Süßkartoffel - 1 , 130g

Zubereitung:

- **Wasche alle Zutaten sorgfältig.**

- **Mische sie zusammen und genieße dieses erfrischende Getränk direkt.**

Kalorien: 234

Vitamine: Vitamin A 986µg, Vitamin C 155mg, Calcium 110mg

Mineralien: Natrium 156mg, Kalium 1390mg

Zucker 41g

27. Melonen-Welt

Vorteile:

Lycopine (von roten Wassermelonen) wurde intensiv untersucht aufgrund der antioxidantischen und Tumor verhindernden Eigenschaften. Sie helfen insbesondere Prostatakrebs zu bekämpfen.

Zutaten:

Tomaten - 1 mittlere, ganze Frucht 120g

Wassermelone - 1 große, Stücke 570g

Zubereitung:

- **Wasche alle Zutaten sorgfältig.**
- **Mische sie zusammen und genieße dieses erfrischende Getränk direkt.**

Kalorien: 109

Vitamine: Vitamin A 142µg, Vitamin C 41mg,

Calcium 31mg

Mineralien: Natrium 6mg, Kalium 620mg

Zucker 22g

28.   Früchtetanz

Vorteile:

Der ausgiebige Vitamin-A-Gehalt und derjenige von Karotinoiden verhindern altersbedingte Augen-probleme. Eine Untersuchung hat gezeigt, dass Pektine in Äpfeln das Risiko an Krebs zu erkranken, verringern und einen gesunden Verdauungstrakt aufrecht-erhalten. Dieser Saft ist außerdem ein Anti-Oxidans, der das Immunsystem stärkt, die Verdauung unterstützt und abführend wirkt.

Zutaten:

- Äpfel - 2 mittlere 360g

- Avocado - 1 Avocado 200g

- Sellerie - 3 Stangen, große 190g

- Trauben - 15 Trauben 90g

- Spinat - 2 Tassen 60g

Zubereitung:

- **Wasche alle Zutaten sorgfältig.**
- **Mische sie zusammen und genieße dieses erfrischende Getränk direkt.**

Kalorien: 320

Vitamine: Vitamin A 235µg, Vitamin C 51mg, Calcium 143mg

Mineralien: Natrium 139mg, Kalium 1690mg

Zucker 28g

29. Karottenweg

Vorteile:

Studien zeigen, dass Frauen, die rohe Karotten essen, fünf bis acht Mal seltener Brustkrebs entwickeln als Frauen, die keine Karotten essen. Das Pektin in den Karotten senkt den Cholesterinspiegel.

Zutaten:

- Apfel - 1 mittlerer 182g

- Karotten - 3 mittlere 182g

- Knoblauch - 2 Zehen 6g

- Ingwer - 1 Daumen breit 24g

Zubereitung:

- **Wasche alle Zutaten sorgfältig.**

- **Mische sie zusammen und genieße dieses erfrischende Getränk direkt.**

Kalorien: 98

Vitamine: Vitamin A 1083µg, Vitamin C 47mg, Calcium 82mg

Mineralien: Natrium 97mg, Kalium 705mg

Zucker 15g

30.   KL Saft

Vorteile:

Kohl ist eine reiche Quelle an organischem Sulfur, der wichtig ist beim Kampf gegen Krebs. Neuere Studien zeigen, dass Ingwer womöglich auch eine Rolle spielt beim Senken des LDL-Cholesterinspiegels, weil die Würze die Menge an Cholesterin vermindert, die aufgenommen wird.

Zutaten:

- Sellerie - 4 Stangen, große 256g

- Gurke - 1 Gurke 301g

- Ingwer - 1 Daumen breit 24g

- Kohl - 6 Blätter 210g

Zubereitung:

- **Wasche alle Zutaten sorgfältig.**

- **Mische sie zusammen und genieße dieses erfrischende Getränk direkt.**

Kalorien: 220

Vitamine: Vitamin A 200µg, Vitamin C 99mg, Calcium 34mg

Mineralien: Natrium 12mg, Kalium 64mg

Zucker 10g

31. Zitronenspitze

Vorteile:

Rote Beete wird als Mittel bei Leukämie verwendet, da sie eine Aminosäure beinhalten, die Betaine genannt werden. Zitronensaft zu trinken, ist hilfreich für Menschen, die an Herzproblemen leiden, weil er Kalium enthält, das den Blutdruck kontrolliert.

Zutaten:

- Rote Beete - 1 Knolle 175g

- Rotkohl - 2 Blätter 46g

- Karotten - 3 mittlere 183g

- Limette - 1/2 Frucht 42g

- Orange - 1 Frucht 131g

- Apfel – 1 180g

Zubereitung:

- **Wasche alle Zutaten sorgfältig.**
- **Mische sie zusammen und genieße dieses erfrischende Getränk direkt.**

Kalorien: 296

Vitamine: Vitamin A 500µg, Vitamin C 152mg, Calcium 52mg

Mineralien: Natrium 40mg, Kalium 190mg

Zucker 19g

32. Fiesta Cocktail

Vorteile:

Orangen, die reich an Flavonoiden sind, reduzieren das Risiko einer Herzerkrankung und bauen ein starkes Immunsystem auf. Ihr Vitamin-C-Gehalt wirkt als gutes Anti-Oxidans, das die Zellen vor Schäden durch freie Radikale bewahrt.

Zutaten:

- Äpfel - 2 mittlere 360g

- Sellerie - 2 Stangen, mittlere 80g

- Gurke - 1 Gurke 301g

- Zitrone - 1/2 Frucht 42g

- Orangen (geschält) - 2 Früchte 260g

Zubereitung:

- **Wasche alle Zutaten sorgfältig.**
- **Mische sie zusammen und genieße dieses erfrischende Getränk direkt.**

Kalorien: 190

Vitamine: Vitamin A 48µg, Vitamin C 98mg, Calcium 40mg

Mineralien: Natrium 19mg, Kalium 101mg

Zucker: 12g

33. Orangen-Bananen-Leben

Vorteile:

Äpfel sind hervorragend, weil sie wirklich das Risiko an jeglichem Krebs zu erkranken, reduzieren. Orangen haben einen hohen Gehalt an Vitamin C, das das Immunsystem stärkt.

Zutaten:

- Apfel - 1 mittlere 180g

- Gurke - 1 Gurke, 301g

- Orange - 1 große 154g

- Banane- 1 mittlere 150 g

Zubereitung:

- **Wasche alle Zutaten sorgfältig.**
- **Mische sie zusammen und genieße dieses erfrischende Getränk direkt.**

Kalorien: 215

Vitamine: Vitamin A 20µg, Vitamin C 70mg,

Calcium 79mg,

Mineralien: Natrium 156, Kalium 900mg

Zucker 25g

34.   BOA Zeit

Vorteile:

Äpfel beschützen den Körper vor freien Radikalen. Orangen sind bekannt dafür das Auftreten von Krebs zu verringern. Bananen sind reich an Kalium.

Zutaten:

- Apfel – 1 großer 213g

- Orange (geschält) - 1 Frucht 316g

- Banane (geschält) – 1 mittlere 150 g

Zubereitung:

- **Wasche alle Zutaten sorgfältig.**
- **Mische sie zusammen und genieße dieses erfrischende Getränk direkt.**

Kalorien: 209

Vitamine: Vitamin A 110µg, Vitamin C 64mg,

Calcium 30mg

Mineralien: Natrium 49mg, Kalium 390mg

Zucker 7g

35. Zitroniger Mango-Kicker

Vorteile:

Zitronen eignen sich hervorragend, um deinen Körper gesund zu halten und ihn vor Hautkrebs zu schützen. Mango reduziert Darm- und Brustkrebs.

Zutaten:

- Äpfel - 1 mittlerer 180g

- Zitrone (geschält) - 1/2 Frucht 25g

- Mango (geschält) – 1/2 Frucht 70 g

Zubereitung:

- **Wasche alle Zutaten sorgfältig.**
- **Mische sie zusammen und genieße dieses erfrischende Getränk direkt.**

Kalorien: 90

Vitamine: Vitamin A 420µg, Vitamin C 14,9mg,

Calcium 20mg,

Mineralien: Natrium 12mg, Kalium 230mg

Zucker 4g

36. Apfel-Zitronen-Combo

Vorteile:

Grünkohl verhindert, dass der Blutdruck ansteigt und erlaubt es dir, ihn besser zu kontrollieren. Birnen sind reich an Nährstoffen und verhindern einige Krebsarten.

Zutaten:

- Apfel- 1 mittlerer 180 g

- Rotkohl - 2 Blätter 52g

- Zitrone - 1/2 Frucht 27g

- Birne - 2 mittlere 346g

Zubereitung:

- **Wasche alle Zutaten sorgfältig.**

- **Mische sie zusammen und genieße dieses erfrischende Getränk direkt.**

Kalorien: 205

Vitamine: Vitamin A 29µg, Vitamin C 48,1mg,

Calcium 40mg

Minerale: Natrium 12mg, Kalium 400mg

Zucker 5g

37. Birnenwelt

Vorteile:

Birnen sind eine großartige Möglichkeit um dein Immunsystem aufzubauen. Zitronen enthalten aufgrund ihres hohen Gehalts an Vitamin C sehr viele Anti-Oxidantien, die Krebs verhindern, indem sie das Immunsystem stärken.

Zutaten:

- Zitrone (geschält) – ½ Frucht 25g

- Birne - 1 mittlere 170g

- Spinat – 2 Hand voll 50g

- Bananen – 2 mittlere 300g

Zubereitung:

- **Wasche alle Zutaten sorgfältig.**

- **Mische sie zusammen und genieße dieses erfrischende Getränk direkt.**

Kalorien: 190

Vitamine: Vitamin A 210µg, Vitamin C 83mg, Calcium 150mg,

Mineralien: Natrium 33mg, Kalium 230mg

Zucker 8g

38. Morgendliche Rote-Beete-Überraschung

Vorteile:

Äpfel sind mächtige, natürliche Anti-Oxidantien. Es wurde gezeigt, dass das Extrakt aus Apfelhaut das Risiko von Darm- und Leberkrebs verringert. Rote Beete bekämpft Entzündungen und kann außerdem die Sehkraft verbessern.

Zutaten:

- Apfel - 1 mittleren 180g

- Rote Beete - 1/2 Knolle 40g

- Orange (geschält) - 1 mittlere 140 g

- Spinat - 1 Hand voll 25g

Zubereitung:

- **Wasche alle Zutaten sorgfältig.**

- **Mische sie zusammen und genieße dieses erfrischende Getränk direkt.**

Kalorien: 84

Vitamine: Vitamin A 300µg, Vitamin C 19mg, Calcium 21mg,

Mineralien: Natrium 30mg, Kalium 218mg

Zucker 5g

39. Trauben-Sellerie-Combo

Vorteile:

Bananen sind gut um die Herzgesundheit zu unter-
stützen. Orangen können das Krebsrisiko
vermindern. Sellerie beinhalten gute Salze.
Limonoid ist ein Inhaltsstoff, der in Orangen
gefunden wurde und der Haut-, Lungen-, Brust-,
Magen- und Darmkrebs entgegenwirken kann.

Zutaten:

- Banane (geschält) – 1 mittlere 150g

- Sellerie – 2 Stangen, 142g

- Trauben – 14 Trauben 80g

- Orange- 1 mittlere 140

Zubereitung:

- **Wasche alle Zutaten sorgfältig.**

- **Mische sie zusammen und genieße dieses erfrischende Getränk direkt.**

Kalorien: 90

Vitamine: Vitamin A 108µg, Vitamin C 40mg, Calcium 80mg

Mineralien: Natrium 30mg, Kalium 100mg

Zucker 4g

40. PAK Schub

Vorteile:

Äpfel reduzieren das Krebsrisiko, Pfirsiche sind reich an Nährstoffen sowie Vitaminen und Karotten sind eine großartige Quelle für Beta-Karotine. Karotten erhöhen die Produktion weißer Blutzellen und entsorgen außerdem überschüssige Flüssigkeit im Körper.

Zutaten:

- Pfirsiche - 3mittlere   450g

- Apfel -1 mittlere 180 g

- Karotten- 2/80g

Zubereitung:

- **Wasche alle Zutaten sorgfältig.**

- **Mische sie zusammen und genieße dieses erfrischende Getränk direkt.**

Kalorien: 352

Vitamine: Vitamin A 600uq, Vitamin C 45mg, Calcium 40mg,

Mineralien: Natrium 12mg, Kalium 310mg

Zucker 6g

41.   Doppelte Rote Beete

Vorteile:

Petersilie und Tomaten sind reich an Anti-Oxidantien und spielen außerdem eine zentrale Rolle bei der Regulation von Bluthochdruck. Lass uns zudem nicht vergessen, dass Karotten das Krebsrisiko verringern.

Zutaten:

- Rote Beete - 1 Knolle 81g

- Karotten – 1 mittlere 60g

- Sellerie - 2 Stangen, große 125g

- Petersilie - 4 Hand voll 160g

- Tomaten-2 120g

Zubereitung:

- **Wasche alle Zutaten sorgfältig.**

- **Mische sie zusammen und genieße dieses erfrischende Getränk direkt.**

Kalorien: 203

Vitamine: Vitamin A 1273µg, Vitamin C 200,4mg, Calcium

Mineralien: Natrium 44mg, Kalium 62mg

Zucker 21 g

42. C Plus

Vorteile:

Ingwer verlangsamt oder verhindert sogar ganz das Wachstum von Tumorzellen. Das Pektin in den Karotten senkt den Cholesterinspiegel.

Zutaten:

- Karotten - 3 große 215g

- Sellerie - 4 Stangen, große 255g

- Gurke - 1/2 Gurke 150g

- Ingwer - 1/2 Daumen breit 11g

- Apfel -1 medium 80 g

Zubereitung:

- **Wasche alle Zutaten sorgfältig.**

- **Mische sie zusammen und genieße dieses erfrischende Getränk direkt.**

Kalorien: 141

Vitamine: Vitamin A 1201µg, Vitamin C 17mg, Calcium 150mg

Mineralien: Natrium 270mg, Kalium 1307mg

Zucker 23g

43.   ARG-Mischung

Vorteile:

Äpfel senken das Cholesterin und das Risiko an verschiedenen Krebsarten zu erkranken. Einige Studien, die Gurken betreffen, haben gezeigt, dass sie auf die Geschwindigkeit einwirken können, mit der sich Krebszellen vervielfachen.

Zutaten:

- Apfel - 1 mittlerer 180g

- Rote Beete - 1 Knolle 80g

- Gurke - 135g

Zubereitung:

- **Wasche alle Zutaten sorgfältig.**

- **Mische sie zusammen und genieße dieses erfrischende Getränk direkt.**

Kalorien: 165

Vitamine: Vitamin A 603µg, Vitamin C 17mg,

Calcium 40mg

Mineralien: Natrium 95mg, Kalium 750

Zucker 30g

44. Krebskämpfer

Vorteile:

Äpfel eignen sich hervorragend um die Leber zu entgiften. Der Extrakt aus Apfelhaut kann das Risiko von Leberkrebs und anderen Krebsarten verringern.

Zutaten:

- Apfel - 1 mittlerer 180g
- Trauben - 80g
- Karotten - 2 große 140g
- Limette - 1 Frucht 60 g

Zubereitung:

- **Wasche alle Zutaten sorgfältig.**
- **Mische sie zusammen und genieße dieses erfrischende Getränk direkt.**

Kalorien: 95

Vitamine: Vitamin A 707µg. Vitamin C 17mg,

Calcium 55mg

Mineralien: Kupfer, Natrium 125mg, Kalium 603mg

Zucker 22g

45. Das Grün des Dschungels

Vorteile:

1 Apfel pro Tag reduziert das Krebsrisiko. Zitronen sind beim Kampf gegen Krebs und Immunschwächen wichtige Helfer.

Zutaten:

- Bittermelone - 1 Bittermelone 110g

- Mango - 1/2 große 160g

- Zitrone (mit Schale) - 1 Frucht 80g

- Apfel- 1 mittlerer 80g

Zubereitung:

- **Wasche alle Zutaten sorgfältig.**

- **Mische sie zusammen und genieße dieses erfrischende Getränk direkt.**

Kalorien: 55

Vitamine: Vitamin A 78µg, Vitamin C 157mg,

Calcium 49mg

Mineralien: Natrium 43mg, Kalium 81mg

Zucker 12g

46. Dreimal C

Vorteile:

Sellerie ist bekannt für seinen hohen Gehalt an Anti-Oxidantien. Koriander sorgt für starke Knochen und ein kräftiges Immunsystem, was wichtig im Kampf gegen Krebs ist.

Zutaten:

- Karotten – 3 mittlere 180g

- Sellerie - 2 Stangen, große 120g

- Koriander - 1 Hand voll 32g

- Apfel -1 mittlerer 80g

Zubereitung:

- **Wasche alle Zutaten sorgfältig.**

- **Mische sie zusammen und genieße dieses erfrischende Getränk direkt.**

Kalorien: 20

Vitamine: Vitamin A 336µg, Vitamin C 18,2mg,

Calcium 80

Mineralien: Natrium 25mg, Kalium 120mg

Zucker 5g

47. Leichte Mischung

Vorteile:

Rote Beete sind reich an Kohlenhydraten. Das bedeutet, dass sie eine hervorragende und sofortige Energiequelle sind. Untersuchungen haben gezeigt, dass der Saft aus Roter Beete die Entwicklung von Darmkrebs inhibiert. Limette ist ein natürliches Antiseptikum.

Zutaten:

- Apfel - 1 mittlere 180g

- Rote Beete - 1 Knolle 80g

- Limette - 1/2 Frucht 29g

- Spinat- 2 Tassen 60g

Zubereitung:

- **Wasche alle Zutaten sorgfältig.**

- **Mische sie zusammen und genieße dieses erfrischende Getränk direkt.**

Kalorien: 179

Vitamine: Vitamin A 9µg, Vitamin C 101mg, Calcium 50mg

Mineralien: Natrium 45mg, Kalium 625mg

Zucker 36g

48. Bananenspitze

Vorteile:

Tomatensaft hat antioxidantische und abführende Eigenschaften. Außerdem verbessern sie die Verdauungsfunktion. Er hilft außerdem die Leber und Nieren zu entgiften. Äpfel reduzieren das Leberkrebsrisiko.

Zutaten:

- Äpfel - 2 mittlere 350g

- Gurke - 1 Gurke 300g

- Spinat - 2 Tasse 60g

- Tomaten - 1 mittlere, ganze Frucht 115g

- Banane -1 mittlere 150g

Zubereitung:

- **Wasche alle Zutaten sorgfältig.**
- **Mische sie zusammen und genieße dieses erfrischende Getränk direkt.**

Kalorien: 190

Vitamine: Vitamin A 1012µg, Vitamin C 98mg, Calcium 150mg

Mineralien: Natrium 129mg, Kalium 1505mg

Zucker 31g

49. Tomatenfluss

Vorteile:

Tomaten beinhalten einen weiteren, entzündungs-hemmenden Stoff, welcher vor allem in der Haut von Tomaten vorkommt. Dieser bekämpft Entzündungen und spielt vermutlich eine Rolle bei der Prävention von diversen Krebsarten.

Zutaten

- Sellerie - 1 Stange, große 60g

- Koriander - 1 Hand voll 35g

- Knoblauch - 1 Zehe 3g

- Tomaten - 1 Tasse Kirschtomaten 145g

Zubereitung:

- **Wasche alle Zutaten sorgfältig.**

- **Mische sie zusammen und genieße dieses erfrischende Getränk direkt.**

Kalorien: 30

Vitamine: Vitamin A 151µg, Vitamin C 86mg,

Mineralien: Natrium 140mg, Kalium 620mg

Zucker 5g

50. Limonoid-Check

Vorteile:

Es ist bekannt, dass Limonoide, die in Zitronen enthalten sind, die Entwicklung von Krebs verhindern. Äpfel reduzieren das Krebsrisiko.

Zutaten:

- Äpfel – 3 mittlere 545g

- Sellerie - 3 Stangen, große 190g

- Trauben - 70g

- Zitrone (geschält) - 1 Frucht 58g

Zubereitung:

- **Wasche alle Zutaten sorgfältig.**
- **Mische sie zusammen und genieße dieses erfrischende Getränk direkt.**

Kalorien: 212

Vitamine: Vitamin A 679µg, Vitamin C 131,4mg,

Calcium 230mg

Mineralien: Natrium 179mg, Kalium 1430mg

Zucker 51g

51.   Mango-Ingwer

Vorteile:

Ein Flavonoid, das Hesperidin genannt wird und in Orangen enthalten ist, können Bluthochdruck senken und Krebs verhindern. Es ist bewiesen, dass Ingwer hilft, das Wachstum von krebsartigen Zellen zu unterdrücken.

Zutaten:

- Ingwer - 1/2 Daumen breit 10g

- Trauben: 140g

- Mango - 1 Frucht ohne Kerne 330g

- Orange - 1 kleine 95g

- Ananas - 1 Tasse, Stücke 165g

Zubereitung:

- **Wasche alle Zutaten sorgfältig.**
- **Mische sie zusammen und genieße dieses erfrischende Getränk direkt.**

Kalorien: 230

Vitamine: Vitamin A 625μg, Vitamin C 294,2mg, Calcium 201mg

Mineralien: Natrium 40mg, Kalium 1104mg

Zucker: 4g

52. Ingwer-Ananas-Genuss

Vorteile:

Ananas reduziert das Fortschreiten altersbedingter Makulardegeneration. Ingwer ist heilbringend, da er das Wachstum von Krebszellen verhindert. Zudem ist er ein wirksames Mittel gegen hohes Fieber.

Zutaten:

- Ingwer - 1/2 Daumen breit 10g

- Mango - 1 Frucht ohne Kerne 335g

- Orange - 1 kleine 95g

- Ananas - 1 Tasse, Stücke 165g

Zubereitung:

- **Wasche alle Zutaten sorgfältig.**

- **Mische sie zusammen und genieße dieses erfrischende Getränk direkt.**

Kalorien: 212

Vitamine: Vitamin A 536µg, Vitamin C 328,1mg, Calcium 321mg,

Mineralien: Natrium 39mg, Kalium 1088mg

Zucker 44g

53. Süßes Grün

Vorteile:

Äpfel beschützen Gehirnzellen vor freien Radikalen. Broccoli reduziert das Risiko an allen Krebsarten zu erkranken. Sulforaphane aus Kohl haben bewiesen-ermaßen einen kraftvollen Effekt auf die Prävention von Krebs, insbesondere bei Darmkrebs. Zudem bewirken sie, dass die Krebszellen sich selbst zerstören.

Zutaten:

- Apfel - 1 mittlerer 180g

- Broccoli - 150g

- Blattkohl - 1 Tasse, gewürfelt 35g

- Kohl - 4 Blätter (20-39cm) 140g

- Orange-1, 135 g

Zubereitung:

- **Wasche alle Zutaten sorgfältig.**
- **Mische sie zusammen und genieße dieses erfrischende Getränk direkt.**

Kalorien: 158

Vitamine: Vitamin A 650µg, Vitamin C 213mg,

Calcium 180

Mineralien: Natrium 126mg, Kalium 953mg

Zucker 21g

54. Löwenzahn-Mischung

Vorteile:

Löwenzahn-Blätter sind dafür bekannt, dass sie das Krebsrisiko reduzieren und den Stresspegel senken. Zitronen sind eine hervorragende Quelle an Vitamin C, das dem Körper hilft, ein starkes Immunsystem aufzubauen.

Zutaten:

- Äpfel - 2 mittlere 360g

- Gurke - 1/2 Gurke 150g

- Löwenzahn-Blätter - 1 Tasse, gewürfelt 55g

- Zitrone - 1/2 Frucht 42g

- Süßkartoffel - 120g

Zubereitung:

- **Wasche alle Zutaten sorgfältig.**
- **Mische sie zusammen und genieße dieses erfrischende Getränk direkt.**

Kalorien: 178

Vitamine: Vitamin A 531µg, Vitamin C 130mg, Calcium 200mg,

Mineralien: Natrium 95mg, Kalium 1013mg

Zucker 25g

55.   ABP Start

Vorteile:

Äpfel sind gut, da die das Krebsrisiko senken.

Paprika sein wirkungsvolle Anti-Oxidantien und

helfen Pankreas- und Prostatakrebs zu verhindern.

Zutaten:

- Äpfel - 2 mittlere 350g

- Rote Beete - 2 Knolle 160

- Karotten- 1/ 65g

- Peperoni (rot) - 1 mittlere 115g

Zubereitung:

- **Wasche alle Zutaten sorgfältig.**
- **Mische sie zusammen und genieße dieses erfrischende Getränk direkt.**

Kalorien: 230

Vitamine: Vitamin A 970µg, Vitamin C 124mg,

Calcium 103mg,

Mineralien: Natrium 10 mg, Kalium 231 mg

Zucker 6g

ANDERE GROSSARTIGE WERKE DES AUTORS

Fortgeschrittenes Training zur mentalen Stärke für Gewichtheber:

Verwende Visualisierungen um dein wahres Potential auszuschöpfen

Von

Joseph Correa

Zertifizierter Meditationslehrer

Steigere deine mentale Stärke im Bodybuilding durch Meditation:

Erreiche dein Potential durch Gedankenkontrolle

Von

Joseph Correa

Zertifizierter Meditationslehrer